BEI GRIN MACHT SICH IHR WISSEN BEZAHLT

- Wir veröffentlichen Ihre Hausarbeit, Bachelor- und Masterarbeit

- Ihr eigenes eBook und Buch - weltweit in allen wichtigen Shops

- Verdienen Sie an jedem Verkauf

Jetzt bei www.GRIN.com hochladen und kostenlos publizieren

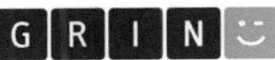

Alexander Singer

Berufliche Rehabilitation von psychischen Störungen und Burnout

GRIN Verlag

Bibliografische Information der Deutschen Nationalbibliothek:

Die Deutsche Bibliothek verzeichnet diese Publikation in der Deutschen Nationalbibliografie; detaillierte bibliografische Daten sind im Internet über http://dnb.d-nb.de/ abrufbar.

Dieses Werk sowie alle darin enthaltenen einzelnen Beiträge und Abbildungen sind urheberrechtlich geschützt. Jede Verwertung, die nicht ausdrücklich vom Urheberrechtsschutz zugelassen ist, bedarf der vorherigen Zustimmung des Verlages. Das gilt insbesondere für Vervielfältigungen, Bearbeitungen, Übersetzungen, Mikroverfilmungen, Auswertungen durch Datenbanken und für die Einspeicherung und Verarbeitung in elektronische Systeme. Alle Rechte, auch die des auszugsweisen Nachdrucks, der fotomechanischen Wiedergabe (einschließlich Mikrokopie) sowie der Auswertung durch Datenbanken oder ähnliche Einrichtungen, vorbehalten.

Impressum:

Copyright © 2013 GRIN Verlag GmbH
Druck und Bindung: Books on Demand GmbH, Norderstedt Germany
ISBN: 978-3-656-41206-9

Dieses Buch bei GRIN:

http://www.grin.com/de/e-book/212897/berufliche-rehabilitation-von-psychischen-stoerungen-und-burnout

GRIN - Your knowledge has value

Der GRIN Verlag publiziert seit 1998 wissenschaftliche Arbeiten von Studenten, Hochschullehrern und anderen Akademikern als eBook und gedrucktes Buch. Die Verlagswebsite www.grin.com ist die ideale Plattform zur Veröffentlichung von Hausarbeiten, Abschlussarbeiten, wissenschaftlichen Aufsätzen, Dissertationen und Fachbüchern.

Besuchen Sie uns im Internet:

http://www.grin.com/

http://www.facebook.com/grincom

http://www.twitter.com/grin_com

Eingegangen am: _____

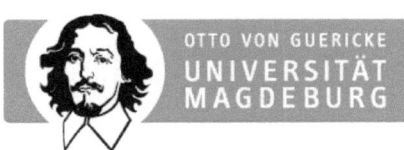

FAKULTÄT FÜR
HUMANWISSENSCHAFTEN

Schriftliche Ausarbeitung

„Psychische Behinderungen"

Leistung im Rahmen des Seminars
Spezielle Probleme der beruflichen Rehabilitation
Wintersemester 2012/13
Otto-von-Guericke-Universität Magdeburg
Fakultät für Humanwissenschaften

Eingereicht von:

Studiengang	BA Bildungswissenschaft
Modul (falls wählbar)	11
Angestrebte CP (insg.)	6

Datum: 28. März 2013

Anlagen:
- Folien des Vortrages

INHALTSVERZEICHNIS

INHALTSVERZEICHNIS		**2**
1	**Einleitung**	**3**
2	**Grundlagen**	**3**
2.1	Definitionen	3
2.2	Ursachen für psychische Störungen	4
2.3	Klassifikationssysteme	5
2.4	Störungsbilder	6
2.5	Diagnose und Heilung	6
3	**Auswirkungen auf den Arbeitsmarkt**	**7**
4	**Pädagogische Herausforderung**	**10**
5	**Phänomen Burnout**	**11**
5.1	Was ist Burnout	11
5.2	Wie entsteht Burnout	12
5.3	Risikofaktoren	14
5.4	Prävention	15
6	**Fazit**	**16**
Abbildungsverzeichnis		**17**
Literaturverzeichnis		**18**

1 Einleitung

Die hier vorliegende Arbeit entstand als Leistungsnachweis im Wintersemester 2012/2013 für das Seminar Spezielle Probleme der beruflichen Rehabilitation. Sie soll einen Überblick über die berufliche Rehabilitation von Menschen mit psychischer Behinderung geben und baut auf dem im Rahmen des Seminars gehaltenen Vortrag auf. Es soll versucht werden, hierbei auf spezielle Ursachen und gesetzliche Grundlagen eingegangen zu werden und die Auswirkungen auf dem Arbeitsmarkt zu betrachten. Im Anschluss soll eine kurze Diskussion getätigt werden, welche die Präsentation ergänzt und Denkanstöße für weitere Forschungsfragen aufwirft. Da die Anzahl an psychischen Erkrankungen eine immer größere Rolle in der Gesellschaft einnimmt, besitzt die Thematik eine besondere Aktualität. So sei sind, laut dem Bundesarbeitsministerium im Jahr 2001 rund 33,6 Millionen Arbeitsunfähigkeitstage zu verzeichnen gewesen sind, im Jahr 2010 jedoch bereits 53,5 Millionen. Der Anteil an den Gesamtfehltagen, stieg zudem von 6,6 auf 13,1 Prozent (Vgl. Süddeutsche Zeitung, 2012).

2 Grundlagen

Um festzustellen, in welchem Feld man sich bewegt, ist es von Nöten sich mit den entsprechenden Definitionen auseinanderzusetzten. Dieser Abschnitt gibt daher einen kurzen Überblick über relevanten Gesetzte und Definitionen.

2.1 Definitionen

Um den Fall von einer Behinderung zu definieren, arbeitet man vor allem mit zwei Definitionen. So beschreibt das Sozialgesetzbuch IX im §2 Abs. 1: „Menschen sind behindert, wenn ihre körperliche Funktion, geistige Fähigkeit oder seelische Gesundheit mit hoher Wahrscheinlichkeit länger als sechs Monate von dem für das Lebensalter typischen Zustand abweichen und daher ihre Teilhabe am Leben in der Gesellschaft beeinträchtigt ist. Sie sind von Behinderung bedroht, wenn die Beeinträchtigung zu erwarten ist". Diese Definition bildet den rechtlichen Rahmen in der Bundesrepublik Deutschland, wird jedoch aus der medizinischen Sicht durch die Einordnung im DSM-IV unterstützt. Hierbei handelt es sich um Klassifizierungscodes, welche von der American Psychiatric Association herausgegeben werden. Diese dienen zu einer

Beschreibung der Behinderung, vor allem im medizinischen Umfeld. Laut der DSM-IV, handelt es sich bei einer psychischen Erkrankung um, „ein klinisch bedeutsames Verhaltens- oder psychisches Syndrom oder Muster ... das bei einer Person auftritt und das mit momentanen Leiden (z.B. einem schmerzhaften Symptom) oder einer Beeinträchtigung (z.B. Einschränkung in einem oder in mehreren wichtigen Funktionsbereichen) oder mit einem stark erhöhten Risiko einhergeht, zu sterben, Schmerz, Beeinträchtigung oder einen tiefgreifenden Verlust an Freiheit zu erleiden" (DSM-IV-TR 2000, deutsche Ausgabe S. 979 zit.n. Walter (2009), o.S.). Walter geht dort näher auf die Charakteristik psychischer Störungen ein und beschreibt, dass es sich um eine psychische Störung handelt, wenn „Verhaltens- und Erlebensmuster" erkennbar sind, welche durch

- „Störungen von psychischen, biologischen oder Verhaltensfunktionen bedingt sind (z.b. eine Störung der Stimmungsregulation (psychische Funktion) wie z.b. bei der Depression) und
- aktuell bei einer Person zu beobachten sind und
- zu Leiden (z.b. Schmerz) oder
- zu Beeinträchtigungen und Freiheitsverlust führen (z.B. der Freiheit, öffentliche Verkehrsmittel zu benutzen oder einem Beruf nachzugehen) oder
- die das stark erhöhte Risiko mit sich bringen, daß die Person Leiden oder Beeinträchtigungen und Freiheitsverlust erfährt" (ebd.)

Das heißt also, dass eine psychische Störung dann auftritt, wenn die Leiden und Beeinträchtigungen darauf zurückgehen, dass das Problem eine Funktionsstörung zu Grunde liegt, nicht jedoch gesellschaftliche Gründe, wie es z.B. bei der Homosexualität vorkommen kann, welche somit keine psychische Störung darstellt. Auch sind Beeinträchtigungen, welche auf Konflikte mit anderen Personen bzgl. gesellschaftlicher Normen und Anforderungen, keine psychische Behinderung (Vgl. ebd.).

2.2 Ursachen für psychische Störungen

Wie viele Behinderungen, haben auch psychische Störungen eine Diversität an Ursachen, welche die Beeinträchtigung auslösen kann. Dr. Simon Hahnzog schreibt dazu, dass „psychische Störungen ... i.d.R. multifaktoriell bedingt [sind]" (Hahnzog, 2011). Als mögliche Ursachen für psychische Störungen nennt er u.a.:

- Genetische Faktoren
- Biologische Faktoren
- Soziokulturelle Faktoren
- Psychosoziale Faktoren
- Persönlichkeitsfaktoren
- Psychische Faktoren (Vgl. ebd.).

Wie hoch der jeweilige Anteil an der Erkrankung ist, variiert von Fall zu Fall je nach Krankheitsbild und Patient. Es ist jedoch zu erkennen, dass die Vulnerabilität zunimmt, je mehr Risikofaktoren auftreten. Oft wird hierbei Stress als Auslöser genannt (Vgl. Tlach et. all, 2011). Dieser wird dann deutlich, wenn eine Reihe an Störungen des Allgemeinbefindens zu beobachten sind. So sind hier körperliche und seelische Erschöpfung, aber auch Störungen des Kurz- und Langzeitgedächtnisses als Indizien genannt.

2.3 Klassifikationssysteme

Um eine medizinische Betreuung durchführen zu können, werden psychische Störungen nach den zwei großen Klassifikationssystem behandelt. Das ICD-10 (International Classification of Diseases) umfasst dabei eine Einordnung in die Gesamtheit der aller medizinischer Krankheiten und Störungen, während das DSM-IV (Diagnostic and Statistical Manual of Mental Diseas) tiefere Beschreibungen, sowie statistische Angaben und Kriterien für ca. 395 Störungen aufweist. Betrachtet man das ICD-10, so sind die relevanten Punkte unter den Bezeichnungen F00-F99 mit der Überschrift „Psychische und Verhaltensstörungen" zu finden. Das DSM-IV geht dabei tiefer und unterscheidet in die sogenannten fünf Achsen, welche Störungen detaillierter Aufteilen.

Weitere Modelle sind das ICF (International Classification Functioning, Health and Disability) Model, welches mit Hilfe des ICD-10 Krankheiten und Auswirkungen klassifiziert, sowie der Grad der Behinderung, welcher im deutschen

Schwerbehindertenrecht im SGB IX Anwendung findet und eine Maßeinheit vorgibt, welcher die Beeinträchtigung durch die Behinderung angibt.

2.4 Störungsbilder

Nach dem ICD-10 kann man 11 verschiedene Störungsbilder unterteilen:

1. F00-F09 Organische, einschließlich symptomatischer psychischer Störungen
2. F10-F19 Psychische und Verhaltensstörungen durch psychotrope Substanzen
3. F20-F29 Schizophrenie, schizotype und wahnhafte Störungen
4. F30-F39 Affektive Störungen
5. F40-F48 Neurotische, Belastungs- und somatoforme Störungen
6. F50-F59 Verhaltensauffälligkeiten mit körperlichen Störungen und Faktoren
7. F60-F69 Persönlichkeits- und Verhaltensstörungen
8. F70-F79 Intelligenzminderung
9. F80-F89 Entwicklungsstörungen
10. F90-F98 Verhaltens- und emotionale Störungen mit Beginn in der Kindheit und Jugend
11. F99 Nicht näher bezeichnete psychische Störungen

Bekannt sind dabei unter anderem F00-F03, welches das Krankheitsbild der Demenz beschreibt, oder auch F20-29, in der die Psychose zusammengefasst wird.

2.5 Diagnose und Heilung

Psychische Störungen sind häufig nur anhand von klinischen Diagnosen durch Fachärzte oder Psychotherapeuten feststellbar. Dies erfolgt in der Regel durch Gespräche über einzelne Beschwerden, die Familiengeschichte oder Vorbelastungen aus der Familie. Eine ausführliche Diagnose ist von hohem Belang, da darauf aufbauend die Entscheidung zur richtigen Therapie getroffen werden muss. Die Zuordnung der Diagnose erfolgt dann, wie bereits oben erwähnt, i.d.R. anhand des ICD-10, welches von Krankenkassen angefordert wird. Je eher die Erkrankung festgestellt wird, desto höher sind die Heilungschancen einzuschätzen (Vgl. Tlach et. all, 2011).

Bei der Heilung gibt es verschiedene Vorgehensweisen, welche das Ziel haben, eine sogenannte Defektheilung durchzuführen, das heißt keine vollständige Heilung, sondern eine Besserung des Gesundheitszustandes zu bewirken. Dies kann zum Beispiel medikamentös durch Psychopharmaka geschehen. Hierbei liegt meist eine Erkrankung des Hirnstoffwechsels vor, welcher diese positiv verändern soll. Klassische Anwendungsfälle sind dabei unter anderem Depressionen, Angstzustände oder Schlafstörungen. Dabei ist jedoch auch zu beachten, dass es häufig zu unerwünschten Nebenwirkungen kommen kann und eine hohe Suchtgefahr besteht. Eine weitere Möglichkeit zur Heilung ist die Psychotherapie. Diese hat das Ziel die Erkrankungen festzustellen und zu lindern. Man unterscheidet in ambulante und stationäre Psychotherapie, wobei diese nur von psychologischen Psychotherapeuten oder Fachärzten durchgeführt werden dürfen. Je nach Krankheitsfall, gibt es verschiedene Arten der Anwendungen, wie z.B. Gruppen- oder Einzelsitzungen. Die Verhaltenstherapie kommt vor allem dann zur Anwendung, wenn der Patient beim Verstehen und Bewältigen seiner Einschränkungen unterstütz wird. Er hat oft bestimmte Denk- und Verhaltensmuster verlernt und soll diese nun durch Hilfe zur Selbsthilfe wiedererlenen. Steht das unbewusste im Vordergrund, so findet die psychoanalytische Therapie ihre Anwendung. Hierbei geht man davon aus, dass Konflikte oder Erlebnisse in der Vergangenheit unbewusst wahrgenommen worden sind und so die Erkrankung auslösen. Dies ist zum Beispiel der Fall, bei Ereignissen, welche während der Kindheit aufgetreten sind (Vgl. ebd.).

3 Auswirkungen auf den Arbeitsmarkt

Wie auf der Abbildung 1 zu erkennen, nimmt die Relevanz von psychischen Erkrankungen auf dem Arbeitsmarkt signifikant zu.

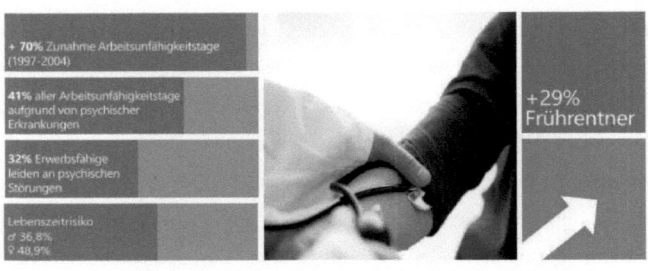

Abbildung 1: Übersicht psychischer Erkrankungen auf dem Arbeitsmarkt

Dabei ist eine Vielzahl an Gründen zu beobachten, welche sich meiner Meinung nach vor allem in drei Hauptgruppen zusammenfassen lassen:

Veränderungen des Arbeitsmarktes
- Soziale Definition durch Arbeit ("Marktwert")
- Schnelle Entwertung von Qualifikationen
- Anspruch an Eigenverantwortung
- Inhaltliche gestiegene Anforderung bei sinkender Unsicherheit

Kritische Problembereiche für psychisch Kranke
- Hohe Streßbelastung
- Zeitdruck
- Sozialkommunikative Fähigkeiten

Folgen von Erwerbslosigkeit
- Wegfall von geregelten Tagesabläufen
- Sozialer Abstieg
- Signifikant häufigere und länger andauernde Erkrankung

Abbildung 2: Gründe für psychische Erkrankungen

Es ist also sichtbar, dass die Veränderungen in der Gesellschaft und auf dem Arbeitsmarkt (Vgl. Abb. 3) eine Begünstigung zur Erkrankung an psychischen Krankheiten darstellt. Durch Globalisierung, aber auch der Entwicklung Deutschlands zur reinen Wissensgesellschaft, bedingen einen Anstieg an den oben aufgezeigten Merkmalen. So findet häufig eine gesellschaftliche, aber auch soziale Definition durch die Arbeit und den entsprechenden Zugehörigkeit eines bestimmten Milieus statt (Vgl. Sinus-Milieu). Um hier eine bestimmte Prestige einzunehmen, sind Beschäftigungstätigkeiten von Nöten, welche häufig genau die Punkte fordern, welche kritische Probleme für psychisch Kranke aufweisen, z.B. Zeitdruck, eigenständiges Arbeiten, sozialkommunikative Fähigkeiten.

Entwicklung der Erwerbstätigkeit nach Tätigkeitsniveau			
In Prozent der Erwerbstätigen (ohne Auszubildende)	1991	1995	2010
Hochqualifizierte Tätigkeiten	19,3	20,2	24,1
Fachtätigkeiten mit Führungsaufgaben	14,4	14,6	16,4
Qualifizierte Fachtätigkeiten	28,4	29,2	30,1
Einfache Fachtätigkeiten	17,9	16,6	13,6
Hilfstätigkeiten	20,1	19,6	15,7
IAB/Prognose Projektion 1999			

Abbildung 3: Erwerbstätige nach Tätigkeitsniveau. (Quelle: http://www.bpb.de/izpb/8588/schoene-neue-arbeitswelt-die-zukunft-der-arbeit)

Betrachtet man daher die Situation psychisch Kranker auf dem Arbeitsmarkt, so erkennt man hier, dass vor allem die klassischen Formen der beruflichen Rehabilitation eine große Rolle einnehmen. Hierfür gibt es in Deutschland Rehabilitationsleistungen zur Teilhabe am Arbeitsleben. Es gibt „die so genannten Integrationsfachdienste (IFD), die Berufsbildungs- und Berufsförderungswerke (BBW/BFW), berufliche Trainingszentren (BTZ), Rehabilitationseinrichtungen für psychisch Kranke (RPK), sowie die Werkstätten für behinderte Menschen (WfbM)" (Hundsdörfer, 2009). An dieser Stelle soll jedoch speziell auf das Modell des Supported Employment eingegangen werden. Hierbei handelt es sich um einen in den USA entwickelt Ansatz, welcher die Platzierung am (bezahlten) Arbeitsplatz in den Vordergrund stellt. Dabei sollte ursprünglich eine verbesserte Integration von Menschen mit geistiger Benachteiligung geschaffen werden, welche jedoch mittlerweile auch auf andere Personenkreise – u.a. Menschen mit psychischen Störungen – ausgeweitet worden ist. Die Innovation an dieser Methode liegt vor allem darin, dass statt des üblichen Ablaufs, bei dem eine Integration in ein Unternehmen, zweitrangig nach dem trainieren gekommen ist, diese hier in den Vordergrund gestellt wird und ein Training somit on the job stattfindet, im Idealfall sogar am ursprünglichen Arbeitsplatz (Vgl. EUSE, 2004).

4 Pädagogische Herausforderung

Um dies möglichst erfolgreich zu gestalten, gibt es einen hohen Anspruch auf die pädagogische Durchführung. Dazu ist es wichtig, den Unterschied zwischen psychiatrischer/psychologischer und physischer Reha zu verdeutlichen. Laut Deister handelt es sich bei der psychiatrischen Rehabilitation um die „Gesamtheit der Leistungen und Maßnahmen, die dem Ziel einer Eingliederung bzw. Wiedereingliederung von Patienten in die Gesellschaft dienen", wobei „wesentliche Bestandteile insbesondere die Bemühungen zur sozialen Rehabilitation und zur Rehabilitation in Arbeit und Beruf" sind (Deister, 1996). Die physische Rehabilitation hingegen, umfasst „die sekundäre Prävention, die Erkennung, die fachbezogene Diagnostik, Behandlung und Rehabilitation bei Krankheiten, Schädigungen und deren Folgen mit den Methoden der physikalischen Therapie, der manuellen Therapie, der Naturheilverfahren und der Balneo- und Klimatherapie sowie die Gestaltung des Rehabilitationsplanes" (Weiterbildungsordnung 2004, S. 48). Die grundlegenden Unterschiede sind in Abbildung 4 zusammengefasst:

Physische Rehabilitation	Psychologische Rehabilitation
Behandlung von Symptomen durch Medikamente, Krankengymnastik et cetera	Weniger intensive Behandlungskomponenten -> Anpassungskomponente ist im Vordergrund;
Neues Anpassungsniveau herstellen, z.B. technische Hilfen wie Rollstuhl, Prothesen o.ä.	Erfolge nur dann möglich, wenn Arbeit nicht nur am Klienten, sondern mit Umwelt (speziell sozialen Netzwerk) stattfindet; Spezielle Soziale Rolle ist anders als bei „sichtbaren" Behinderungen
Klient helfen, in der physischen Welt klarzukommen	Behandlung muss ständig reflektiert und verändert werden
Hohe Erfolgsquote	Andauerndes Niveau von Behandlung steht im Vordergrund -> Pflege genauso wichtig wie Therapie

Abbildung 4: Unterschiede physische und psychologische Rehabilitation

5 Phänomen Burnout

Seit 2004 haben sich die Krankschreibungen auf Grund von Burnout (Z73 im ICD-10) um 700 Prozent, betriebliche Fehltage sogar um fast 1.400 Prozent erhöht (siehe Abbildung 5) und zeigen damit auch im Vergleich zur allgemeinen Zunahme, eine signifikante Steigerung auf. Obwohl Burnout als Grund im Vergleich zur Gesamtheit der psychischen Erkrankungen eher selten ist (ca. 4,5% der Fehltage unter den psychischen Erkrankungen), ist es ein Thema, welches aktueller diskutiert wird, denn je (Vgl. BPtK, 2012). Dieser Abschnitt soll einen Überblick über die Thematik Burnout geben und Anregungen für weiterführende Forschung sein.

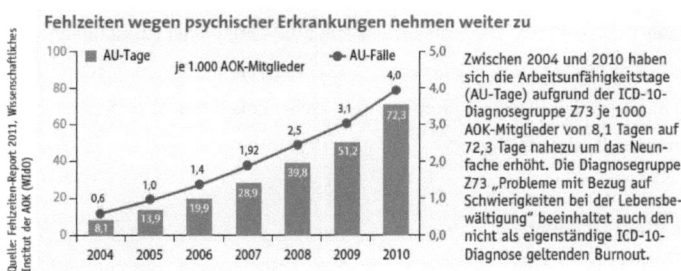

Abbildung 5: Fehlzeiten wegen psychischer Erkrankungen. (Quelle: http://www.aokgesundheitspartner.de/imperia/md/gpp/bund/arztundpraxis/prodialog/2011/prodialog_0911_ac_tage_m.jpeg).

5.1 Was ist Burnout

Der Begriff Burnout – zu Deutsch: ausbrennen – beschreibt laut Herbert Freudenberger (1974), „[...] ein Energieverschleiß, eine Erschöpfung aufgrund von Überforderungen, die von innen oder von außen - durch Familie, Arbeit, Freunde, Liebhaber, Wertesysteme oder die Gesellschaft - kommen kann und einer Person Energie, Bewältigungsmechanismen und innere Kraft raubt. Burnout ist ein Gefühlszustand, der begleitet ist von übermäßigem Stress, und der schließlich persönliche Motivationen, Einstellungen und Verhalten beeinträchtigt." (Freudenberger, 1994, S.27). Er war es auch, der vermutlich mit einem Aufsatz im „Journal of Social Issues"[1] die Burnoutdiskussion angestoßen hat. In den ersten Betrachtungen, wurde Burnout nur für

---

[1] Herbert Freudenberger: Staff Burn-Out. In: Journal of Social Issues. Jg. 30, Nr. 1 (1974)

helfende Berufe, bzw. Berufe, in denen sich Menschen stark für ihre Arbeit engagiert haben betrachtet, mittlerweile werden jedoch alle Berufsgruppen als gefährdet betrachtet (Vgl. Weymann et. all, 2011). Spielte dabei Anfangs das übermäßige Engagement eine große Rolle, so „wird [dies] mittlerweile nicht mehr als notwendige Voraussetzung für einen Burnout erachtet" (ebd.). Laut dem BPtK wird Burnout in 85% der Krankschreibungen zusammen mit psychischen oder anderen Krankheiten festgestellt, bzw. ist eine „ergänzende Information zu einer psychischen Erkrankung, meist einer Depression oder Anpassungsstörung" (BPtK, 2012, S. 4). Durch die Einordnung in die Kategorie Z73 („Probleme mit Bezug auf Schwierigkeiten bei der Lebensbewältigung") laut dem Klassifikationssystem der WHO, wird die Stellung als Zusatzerkrankung unterstrichen. Die Kategorie Z stellt die Gruppe der Zusatzdiagnosen, „in denen ergänzende Informationen zu anderen Erkrankungen oder „Krankheitszuständen" beschrieben werden, die nicht unbedingt den Status einer Erkrankung erreichen" (ebd., S.7).

5.2 Wie entsteht Burnout

Burnout zeigt sich oft durch Symptome in drei Dimensionen, welche auf den Ergebnissen des Maslach Burnout Inventory basieren (Vgl. Maslach, 2001):

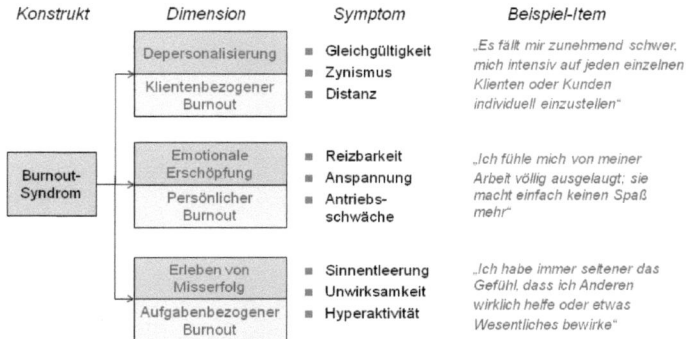

Abbildung 6: Symptome des Burnout-Syndroms

Es ist im Grunde ein Prozess der Erschöpfung, welcher „die Folge eines dauerhaften Ungleichgewichts von Anforderungen und persönlichen Bewältigungsmöglichkeiten" (Weymann et. all., 2011) darstellt. Wie bei allen psychischen Erkrankungen, sind die Schwellen zur Auslösung der Störung von Person zu Person unterschiedlich. Obwohl es keinen typischen Verlauf gibt, sind viele Phasentheorien zum Verlauf von Burnout entstanden. Freudenberger und North (1992) sprechen von 12 Phasen, welcher ein Burnoutpatient durchläuft:

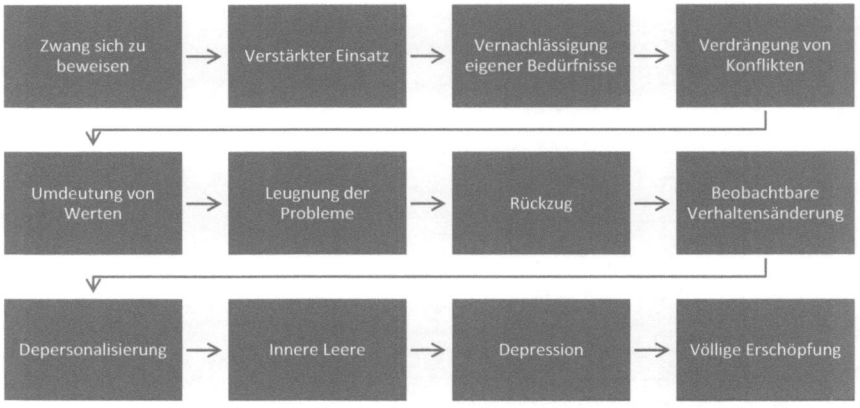

Abbildung 7: Burnout Phasen (Eigene Grafik nach Freudenberger und North (1992))

5.3 Risikofaktoren

Auch hier lassen sich wieder viele Gemeinsamkeiten zu den psychischen Störungen ziehen, so unterscheiden Weymann et. all. (2001) in Risikofaktoren am Arbeitsplatz, persönliche Risikofaktoren und Einstellungen, sowie gesellschaftliche Risikofaktoren. Bei den Risikofaktoren im Beruf werden Faktoren wie hohe Arbeitsbelastung, hohe Leistungserwartung, ständige Erreichbarkeit etc. genannt. Diese Faktoren spielen durch die Veränderung auf dem Arbeitsmarkt eine große Rolle und bieten daher – wie auch bei den psychischen Störungen im Allgemeinen – eine hohe Gefahr zur Auslösung der Erkrankung. Weiter werden genetische Vorbelastungen genannt, welche eine geringe Belastbarkeit verursachen, jedoch aber auch die „überhöhte Bedeutung der Arbeit für Selbstverwirklichung, Selbstbestätigung und Leistungserwartung" (ebd.). Hier spielen also auch wieder der „Marktwert" der eigenen Person, sowie die Anerkennung in der Gesellschaft eine große Rolle. Dies wird zudem dadurch beeinflusst, dass laut der Deutschen Gesellschaft für Psychiatrie, Psychotherapie und Nervenheilkunde (DGPPN) die Gesellschaft zur Erkrankung beiträgt, da „der Eindruck vermittelt [werde], jeder sei für seinen beruflichen und gesellschaftlichen Erfolg allein zuständig. Daraus leite sich der Druck ab, immer effizienter zu sein und sich selbst auszubeuten" (ebd.).

5.4 Prävention

Wird Burnout frühzeitig erkannt, so kann rechtzeitig interveniert werden. Es ist daher Sinnvoll auf Erschöpfungszustände wie Schlaflosigkeit, Rückenschmerzen oder Unruhe zu achten. Das Arbeitsschutzgesetz liefert hier eine Basis, die dem Arbeitgeber vorschreibt, durch eine Verhältnisprävention sicherzustellen, dass die Belastung des Arbeitnehmers zu keiner gesundheitlichen Fehlbelastung führt (Vgl. Stadler, 2012). Des Weiteren können Prinzipien des Selbstmanagement/ -regulierung, Sabbaticals, als auch der Verzicht auf Karriereaufstieg dafür sorgen, dass das Risiko vermindert wird. Genannt sei an dieser Stelle auch das Model von Howard Gardner, welcher die Kompetenz zur Selbststeuerung in der Führung der eigenen Person sieht.[2] Doch auch die Unternehmen beschäftigen sich zunehmend mit der Problematik des Burnouts. Laut einem Artikel des Spiegels im Jahr 2012[3], welcher die Situation in den 30 Dax-Konzernen untersucht, haben die meisten von Ihnen Maßnahmen zur Prävention getroffen. So gibt es verschiedenste Angebote, welche von Seminaren zur Stressbewältigung und zum allgemeinen Umgang mit Stress, bis zum gemeinsamen sportlichen Aktivitäten reichen. Es ist jedoch auch festzustellen, dass ein weiterführender Arbeitsschutz, welcher durch die Bundesregierung gefordert wird, im Moment durch die Arbeitgeber gesperrt wird. Hierzu sollte „eine(r) gemeinsame(n) „Erklärung zur psychischen Gesundheit bei der Arbeit" von Bundesarbeitsministerium, Bundesvereinigung der Deutschen Arbeitgeberverbände (BDA) und Gewerkschaftsbund" (Wiesdorff, 2013) unterzeichnet werden. Die von Bundesarbeitsministerin Ursula von der Leyen (CDU) geforderten Maßnahmen, wurden vom Arbeitgeberpräsident Hundt als negativ angesehen, da sie vor allem eine weitere Rechtsvorschrift darstellen würden. Es stellt jedoch auch fest, „dass die Arbeitgeber sich "fest in der Pflicht sehen, Arbeit so zu gestalten, dass davon möglichst keine Gefährdung für die psychische Gesundheit ausgeht" (ebd.).

Es ist also zu erkennen, dass es auf diesem Bereich zwar einen Konsens darüber gibt, dass Burnout als ein Teil von psychischen Erkrankungen ernstgenommen werden muss, eine gemeinsame Richtung von Politik und Wirtschaft nicht vorhanden ist. Die

---

[2] Vgl. Howard Gardner: Leading Minds, An Anatomy of Leadership, New York 1995
[3] Feuerwehr mit Verspätung: http://www.spiegel.de/karriere/berufsleben/burnout-was-dax-unternehmen-dagegen-tun-a-838241.html

Diskussion über diese Thematik zeigen jedoch auch auf, dass psychische Störungen eine wichtige Rolle in der Politik und Wirtschaft eingenommen haben. So stellt Burnout wie oben genannt zwar kein eigenes Krankheitsbild dar, trotzdem scheint es die Sensibilisierung mit der Erkrankung an psychischen Störungen zu fördern.

6 Fazit

Psychische Störungen nehmen eine immer größere Rolle in der Gesellschaft ein. Nicht zuletzt durch die hohe mediale Präsenz der Thematik Burnout in den Medien, scheint es, als sei das Thema in der Gesellschaft angenommen. Obwohl es bereits viele Versuche zur Rehabilitation gibt, so fehlen noch immer ausführliche Konzepte zur Prävention. Gerade in einer globalisierten Welt, scheint es unabkömmlich, dass hier ein stärkerer Fokus gesetzt wird. Dementsprechend gibt es eine Menge an Forschungspotential in diesem Bereich, welcher möglichst nahe der Unternehmensrealitäten durchgeführt werden sollte. Auch die Frage der Rehabilitation ist meiner Meinung nach eher unbefriedigend. So ist der State of the Art nicht wirklich innovativ und bedient sich noch immer einer Einstellung, welche die Wiedereingliederung in Beruf erst zweitrangig ansieht. Modelle wie das Supported Employment bieten zwar Ansätze, sind in der praktischen Umsetzung jedoch weit hinter den klassischen Methoden wie der WfbM. Auch hier fehlen Konzepte, welche sich speziell mit der Rehabilitation von psychisch Erkrankten beschäftigt. Die Anwendung von Konzepten der allgemeinen Rehabilitation von Menschen mit Behinderungen, ist meiner Meinung nach hier nicht geeignet, um Erfolge zu erlangen. Ähnlich wie bei der Prävention, befindet sich hier auch eine Menge an Forschungspotential zur Verfügung. Konstatierend möchte ich feststellen, dass die Bedeutung der Erkrankungen für den Wirtschaftsstandort Deutschland zwar bereits festgehalten ist, ich jedoch der Meinung bin, dass es hierbei noch eine Menge an Maßnahmen geben muss, welche langfristig Erfolge – gerade in der Prävention – ermöglichen. Dies ist jedoch auch mit einer starken Entwicklung innerhalb der Gesellschaft verbunden, welche die Bedeutung von Arbeit anders definieren muss. Es gibt also eine Reihe an Einflüssen welche hier ins Gewicht fallen und derer Änderung es mehr als gesetzlicher Maßnahmen bedarf.

Abbildungsverzeichnis

Abbildung 1: Übersicht psychischer Erkrankungen auf dem Arbeitsmarkt 8

Abbildung 2: Gründe für psychische Erkrankungen 8

Abbildung 3: Erwerbstätige nach Tätigkeitsniveau. (Quelle: http://www.bpb.de/izpb/8588/schoene-neue-arbeitswelt-die-zukunft-der-arbeit) 9

Abbildung 4: Unterschiede physische und psychologische Rehabilitation 10

Abbildung 5: Fehlzeiten wegen psychischer Erkrankungen. (Quelle: http://www.aok-gesundheitspartner.de/imperia/md/gpp/bund/arztundpraxis/prodialog/2011/prodialog_09 11_ac_tage_m.jpeg) 11

Abbildung 6: Symptome des Burnout-Syndroms 13

Abbildung 7: Burnout Phasen (Eigene Grafik nach Freudenberger und North (1992)) 14

Literaturverzeichnis

Bayrische Ärztetag. (16. Oktober 2011). *Weiterbildungsordnung für die Ärzte Bayerns vom 24. April 2004.* Abgerufen am 24. Februar 2013 von - in der Fassung der Beschlüsse vom 16. Oktober 2011: http://www.blaek.de/weiterbildung/WBO_2004/download/WBO%202004_2010%2010.pdf

Bundes Psychotherapeuten Kammer. (2012). *BptK-Studie zur Arbeitsunfähigkeit.* Abgerufen am 4. März 2013 von Psychische Erkrankungen und Burnout: http://www.bptk.de/uploads/media/20120606_AU-Studie-2012.pdf

Deister, A. (1996). Soziotherapie und psychiatrische Rehabilitation. In H. J. Möller, G. Laux & A. Deister (Eds.), Psychiatrie (pp. 519-532). Stuttgart: Hippokrates Verlag GmbH. In Brieger, Peter (2005): Abschlussbericht Projekt C3. *Berufliche Rehabilitation und Integration psychisch Kranker.* Abgerufen am 14. März 2013 von http://bit.ly/DeutscheRentenversicherung

European Union of Supported Employment (EUSE). (2004). *Information booklet and quality standards.* Abgerufen am 15. März 2013 von http://www.bag-ub.de/ub/download/ub_quality_EUSE_eng.pdf

Hanhzog, D. S. (2011). *Ursachen und Klassifikation psychischer Störungen.* Abgerufen am 12. März 2013 von http://www.hahnzog.de/systemische_therapie/wp-content/uploads/2011/07/hahnzog-systemische-beratung_Ursachen-und-Klassifikation-psychischer-St%C3%B6rungen.pdf

Hundsdörfer, T. (2009). *Integration von chronisch psychisch kranken Menschen auf den allgemeinen Arbeitsmarkt.* Abgerufen am 22. März 2013 von http://tobias-lib.uni-tuebingen.de/volltexte/2009/4149/pdf/Endversion.pdf

Süddeutsche Zeitung. (2012). *Stress am Arbeitsplatz.* Abgerufen am 03. März 2013 von Immer mehr Fehltage wegen psychischer Erkrankungen: http://www.sueddeutsche.de/karriere/stress-am-arbeitsplatz-immer-mehr-fehltage-wegen-psychischer-erkrankungen-1.1345129

Tlach, L., Weymann, N., Dirmaier, J., & Härter, M. (15. August 2011). *Basiswissen zu psychischen Erkrankungen.* Von http://www.psychenet.de/psychische-gesundheit/psychische-erkrankungen/basiswissen.html#c1084 abgerufen

Walter, O. (2009). *Psychische Störungen.* Abgerufen am 15. Februar 2013 von http://www.verhaltenswissenschaft.de/Psychologie/Psychische_Storungen/psychische